# 后疫情时代
## 儿童健康管理手册

韦建瑞　张周斌　主审

胡丹丹　韦　茹　主编

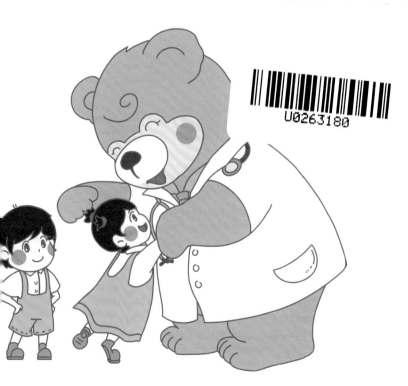

U0263180

**SPM** 南方传媒　广东科技出版社
全国优秀出版社
· 广 州 ·

图书在版编目（CIP）数据

后疫情时代儿童健康管理手册 / 胡丹丹，韦茹主编. —广州：广东科技出版社，2023.1
（后疫情时代健康管理丛书）
ISBN 978-7-5359-8044-1

Ⅰ. ①后… Ⅱ. ①胡…②韦… Ⅲ. ①小儿疾病—新型冠状病毒—病毒病—防治—手册 Ⅳ. ①R725.1-62

中国国家版本馆CIP数据核字（2023）第011213号

## 后疫情时代儿童健康管理手册
Houyiqing Shidai Ertong Jiankang Guanli Shouce

出 版 人：严奉强
项目统筹：严奉强　王　蕾
责任编辑：黎青青　方　敏　贾亦非
责任校对：高锡全
责任印制：彭海波
插　　画：林　洁　赖宗宇
装帧设计：友间文化
出版发行：广东科技出版社
　　　　　（广州市环市东路水荫路11号　邮政编码：510075）
销售热线：020-37607413
http://www.gdstp.com.cn
E-mail：gdkjbw@nfcb.com.cn
经　　销：广东新华发行集团股份有限公司
印　　刷：广州市盛和印刷有限公司
　　　　　（广州市黄埔区百合三街8号　邮政编码：510700）
规　　格：889 mm×1 194 mm　1/32　印张3　字数60千
版　　次：2023年1月第1版
　　　　　2023年1月第1次印刷
定　　价：29.80元

# 主审简介

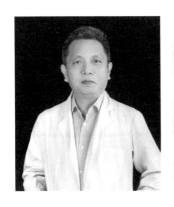

韦建瑞　教授，主任医师，博士研究生导师。现任广州市妇女儿童医疗中心主任（院长）、党委副书记，广州医科大学儿科学院院长。

中国人民政治协商会议第十二届广东省委员会常务委员，中国医院协会儿童医院分会副主任委员，广州市医学会副会长，广东省科普教育基地联盟副主席，首批国家健康科普专家库成员，广东省健康科普专家。

曾任广东省老年保健协会心血管内科专业委员会主任委员、广东省医院协会心血管介入管理专业委员会副主任委员、广东省中西医结合学会冠心病专业委员会副主任委员、广东省医师协会心血管内科医师分会常委、广州市医学会心血管内科分会副主任委员。一直从事心血管疾病的临床、教学、科研、健康教育和医院管理工作。主要研究方向为心血管疾病、营养与动脉硬化性疾病。主持及承担省部级科研项目10余项。在*Circulation Research*、*Int J Infect Dis*、*Critical Care*等国内外学术刊物上发表学术论文100余篇，曾获广州市科学技术进步奖、全国援外医疗工作先进个人、"天晴杯"广东医院优秀管理干部、第三届广州医师奖等奖项。主审《特需人群免疫接种诊疗规范》。

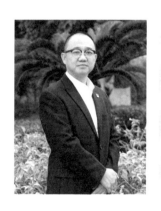

张周斌 公共卫生硕士（MPH），主任医师，硕士研究生导师。广州市医学重点人才、广州市医学重点学科"传染病快速检测与预警实验室"学科带头人。现任广州市疾病预防控制中心党委书记。

全国疾控宣传服务平台培训讲师，人民日报健康客户端疫苗频道顾问，《中华流行病学杂志》通讯编委，广东省预防医学会副会长、流行病学专业委员会委员、感染病学专业委员会委员，广州市医师协会副会长，广州市医学会医学伦理学分会副主任委员，广州市第三届突发事件应急管理专家，第四届广州市突发公共卫生事件应急专家委员会委员。主要从事传染病预防和控制、突发公共卫生事件应急处置、免疫规划与预防接种及新疆公共卫生问题研究。

以第一负责人身份承担广东省科技厅项目、广州市科技局产学研重大专项各1项，以第三负责人身份承担国家自然科学基金委员会青年科学基金项目1项、广州市民生科技攻关计划项目1项。"以蚊治蚊"合作项目广州市疾病预防控制中心负责人。获2015年广州市科学技术进步奖二等奖。以第一作者或通讯作者身份发表论文38篇，其中SCI收录16篇。在《中华流行病学杂志》《疾病监测》《热带医学杂志》主持刊发重点选题（重点号）各1期；主编《登革热社区防制实用技术》，参编《基层免疫接种培训教程》，主审《特需人群免疫接种诊疗规范》。

# 主编简介

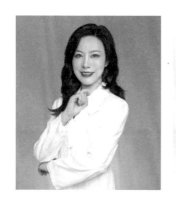

**胡丹丹** 医学博士，教授，主任医师，硕士研究生导师。现任广州市妇女儿童医疗中心儿童保健科主任，广东省特需人群接种门诊主任，广东省成人接种门诊主任。

中华医学会儿科学分会神经学组青年委员，广东省预防医学会儿童保健专业委员会主任委员，广东省精准医学应用学会精准疫苗免疫分会副主任委员。《临床医学工程》编辑委员会委员，《临床儿科杂志》青年编辑委员会委员，担任多家杂志的审稿专家。国家自然科学基金评审专家，广东省自然科学基金评审专家，广东省新冠病毒疫苗预防接种异常反应调查诊断专家组、医疗救治专家组专家。主持和完成国家及省市级科研课题14项，发表论文多篇，获得国家发明专利2项，主编《实用临床儿科学》《特需人群免疫接种诊疗规范》。2021年荣获广东省预防医学会科学技术奖二等奖。

一直致力于儿科预防、保健、临床及相关科研工作。擅长儿童保健、特需儿童免疫接种及预防接种异常反应的诊断与救治等。2018年荣获"广东省杰出青年医学人才""广东医院最强科室之实力中青年医生"等称号。2021年荣获"第七届羊城好医生""广州市医学骨干人才"等称号。

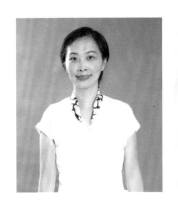

韦 茹 儿科学、公共卫生学双硕士，主任医师。现就职于广州市妇女儿童医疗中心儿童保健科。

　　从事小儿内科、儿童保健、儿童早期综合发展工作20余年。任广州市预防接种异常反应调查诊断专家组成员，广东省预防医学会儿童保健专业委员会副主任委员，广东省健康管理学会儿科学及青少年健康管理专业委员会委员，亚太医学生物免疫学会儿童过敏免疫风湿病分会委员，广州市女医师协会儿童保健专业委员会副主任委员、儿童早期发展专业委员会常务委员。一直致力于特殊儿童免疫接种、儿童生长发育评估监测及身高管理、营养与喂养指导、体弱儿管理等工作，对儿童营养性疾病、生长发育迟缓、食物过敏等的诊治有丰富的经验。主持和参与国家多中心及省市多项关于儿童食物过敏及营养的研究项目，在国内外期刊发表论文数篇。主编《特需人群免疫接种诊疗规范》。

# 《后疫情时代儿童健康管理手册》
# 编委会

主　审　韦建瑞　张周斌

主　编　胡丹丹　韦　茹

编　委　胡丹丹　韦　茹　韩　英　郭乐琴　肖玉联

　　　　杨延萍　陈　力　王　静　查彩慧　邓　健

　　　　刘祖银　黄锡静　王　玲　卢燕飞　郑　爽

　　　　覃　珊　杜洪煊　林穗华　周　托

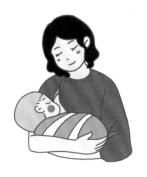

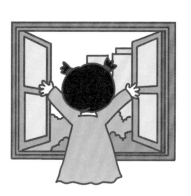

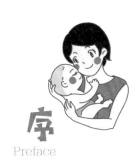

# 序
## Preface

　　自2020年初新冠病毒疫情暴发以来，病毒不断变异，疫情出现反复，我国党和政府本着人民至上、生命至上的宗旨，采取严格科学的防疫政策，取得了巨大成果。随着疫情的发展变化，我国的新冠防疫政策也在不断地调整和优化，根据目前流行的新冠病毒奥密克戎变异株传播力强、致病力低的特点，国家的防控政策进行了大幅度调整，该病由原来的乙类传染病甲类管理调整为"乙类乙管"。新一波疫情感染高峰正在到来，这也正式开启了后疫情时代。根据专家预测，今后新冠病毒大概率是将长期存在，新冠感染将成为社区传染病。

　　随着我国防疫政策的优化，疫情发展形势发生了变化。在新冠病毒奥密克戎变异株流行期间，每个人都是自己健康的第一责任人，"戴口罩、勤洗手、少聚集"成为生活常规。但是对于儿童和老年人，则需要给予更多的关注。对于未成年人，需要家长来帮助孩子做好个人防护。关于如何做好儿童的新冠防护工作，尽管媒体和网络上有不少介绍，但缺乏系统性、权威性，甚至还有一些错误的观点误导大众。为此，针对家长如何帮助孩子有效防治疾病的同时做好孩子的健康管理问题，广州市妇女儿童医疗中心儿童保健科胡丹丹教授团队，充分发挥国家儿童区域医疗中心的学科优势，联合多学科专家，参考国内外新冠感染的防治指南，结合当前国内对现下流行的新冠病毒奥密克戎变异株的防控策略及儿童保健领域的专业知识，编写了此书，旨在为家长普及健康管理知识，全方位指导家长从儿童的均衡营养、良好睡眠、心理健康、适宜运动、疫苗接种等方面来呵护孩子健康成长。

　　该书从公众关注的新冠疫情流行期间儿童健康管理热点问题入手，以解决家长需求、传播正确知识为目的，深入浅出地阐述了儿童健康管理与疾病防治要点，内容准确全面、简单生动，实用性强，方便家长阅读使用！

姚志彬

广东省医学会会长、中山大学教授

# 前　言
Foreword

目前，新冠病毒奥密克戎变异株流行，儿童免疫力尚未完善，三岁以下儿童尚未接种新冠病毒疫苗，是新冠病毒疫情防控期间特别需要关注的群体，守护好儿童健康是守护好全民健康的基础。新冠病毒感染大流行以各种方式影响着每个人及每个家庭。养育者因为自身生病，或需要照顾其他生病的家庭成员，或因为担心感染新冠病毒而不得不改变生活方式，这些都可能影响儿童的身心健康。

近期，国内不少媒体和官方账号都推送了有关儿童新冠病毒感染防护的科普文章，但如何在科学防护的基础上呵护儿童健康成长是广大家长关注的问题。为此，我们参考当前国内外最新的防控策略、专家共识指南，结合儿童保健领域的专业知识，由国家儿童区域医疗中心——广州市妇女儿童医疗中心多名权威专家共同撰写了此书。

本书共分为十一章，涉及的内容包括怎样预防新冠病毒感染、儿童及照护者疫苗接种、饮食与营养管理、睡眠健康管理、心理健康管理、运动健康管理、中医健康调理、儿童常见疾病的应急处理及就诊指引、儿童感染新冠病毒后的应对与身心康复指引等。全书以问题为导向，在科学准确的基础上突出通俗性及实用性，力求在后疫情时代全方位指导家长做好儿童健康防护管理。

希望本书可以帮助家长们在照顾好自己的同时，照顾好孩子的身心健康。一书在手，心中无忧！

胡丹丹　韦　茹

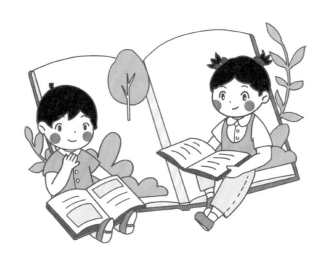

目 录
Contents

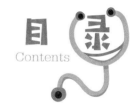

**第一章**　怎样预防新冠病毒感染　·01

**第二章**　儿童及照护者疫苗接种　·11

**第三章**　饮食与营养管理　·19

**第四章**　睡眠健康管理　·26

**第五章**　心理健康管理　·35

**第六章**　运动健康管理　·45

**第七章**　中医健康调理　·52

**第八章**　儿童常见疾病的应急处理及就诊指引　·59

**第九章**　儿童感染新冠病毒后如何应对　·64

**第十章**　儿童感染新冠病毒后身心康复指引　·73

**第十一章**　哺乳期感染新冠病毒时如何喂养宝宝　·79

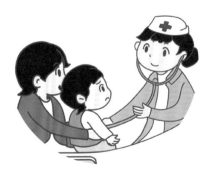

# 第一章

▼

# 怎样预防
# 新冠病毒感染

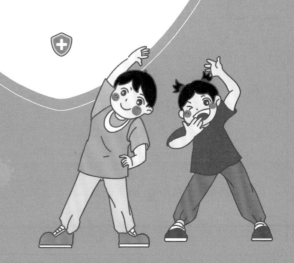

戴口罩，勤洗手，常消毒，少聚集，
多运动，常通风，打疫苗

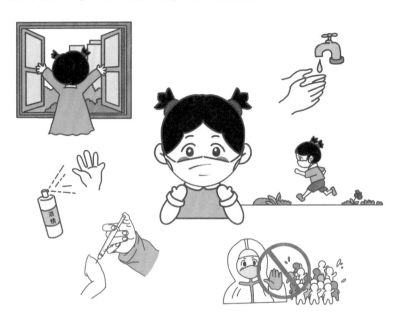

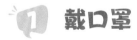 **戴口罩**

### 几岁儿童适合戴口罩？

➕ 2岁以下婴幼儿：不宜戴口罩，监护人需做好防护。

➕ 2岁及以上儿童：可以戴口罩，世界卫生组织（WHO）
建议5岁及以下儿童需在监护人监督下安全戴口罩。

### 如何正确戴口罩？

要点：洗双手、辨内外、压鼻夹、常更换。

| 戴前洗手 | 分清内外上下 | 拉开口罩 | 橡皮筋绕至耳后 | 沿鼻梁压紧鼻夹 |
|---|---|---|---|---|
|  |  |  |  |  |

|  |  |  |  |
|---|---|---|---|
| 正确佩戴 | 摘下口罩 | 口罩扔进垃圾桶 | 彻底清洗双手 |

## 哪些场景必须戴口罩？

人员密集场所：乘公交、坐电梯、游公园、进餐厅、看电影、逛商店。

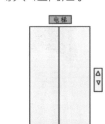
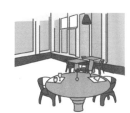
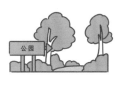
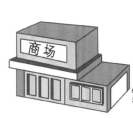
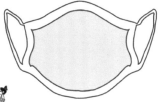
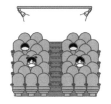
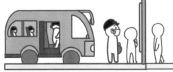

**勤洗手**

**什么时候需要洗手?**

外出回家、餐前便后、接触垃圾、咳嗽喷嚏、穿脱口罩、抚摸宠物。

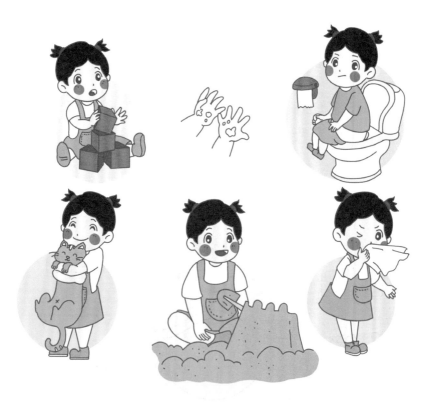

**如何正确洗手?**

流动水下,使用"七步洗手法",每次洗手40~60秒。

正确洗手七字口诀：

①内：掌心相对，互相揉搓；②外：掌心手背，交叉揉搓；

③夹：十指交叉，上下揉搓；④弓：十指相扣，转动揉搓；

⑤大：握紧拇指，转动揉搓；⑥立：指尖掌心，交替揉搓；

⑦腕：握紧手腕，转动揉搓。

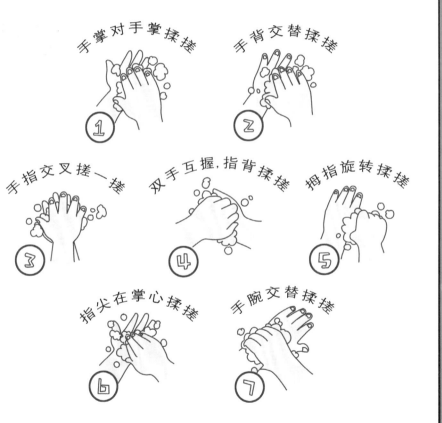

## 婴儿如何保持手部卫生？

照护者可使用肥皂和流动水、含60%以上酒精的免洗消毒凝胶或酒精棉片帮助婴儿做好手部卫生。

**常消毒**

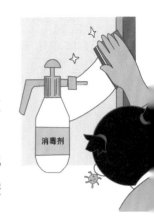

### 如何进行家庭日常消毒？

紫外线、75%酒精、含氯消毒剂、过氧乙酸、56℃热水等均可杀灭新冠病毒。

消毒方法口诀：锅碗瓢盆煮沸法，地板窗台擦拖法，玩具织物浸泡法，室内空气喷雾法，快递摆件喷洒法。

餐饮用具消毒：餐具、水杯可放入沸水中煮（蒸）10分钟。

家具表面消毒：门把手、手机、电器遥控器、桌面、地面等每天清洁，定期用酒精、含氯消毒剂或消毒湿巾擦拭消毒。

织物玩具消毒：外出衣物经常换洗，耐热耐湿织物或玩具可采用煮沸消毒，不耐热织物或玩具可使用含氯消毒剂等浸泡消毒。

室内空气消毒：室内空气可使用1%～2%过氧乙酸喷洒消毒或紫外线灯照射。

物体表面消毒：快递盒、小摆件、小物件表面可使用75%酒精喷洒消毒。

### 为了避免病毒传给婴儿，照护者应该如何做？

⊕ 接触婴儿或婴儿物品前、吸奶或调制配方奶前，需清洁双手。

　　🛡️ 婴儿餐饮用具使用前后均需清洁、消毒。

　　🛡️ 与婴儿相隔2米内，均需要正确佩戴口罩；新冠病毒阳性照护者尽量保持在婴儿2米以外距离。

## 4 少聚集

不扎堆，少聚集，1米线，要保持。

婴幼儿：减少到人员密集和空间密闭场所，尽量减少访客到家里来。户外活动时，尽量选择人少、通风良好的地方。

## 5 多运动

讲科学，强体质，要坚持，防病毒。

WHO推荐健康人群每天运动量：成人30分钟，儿童60分钟。

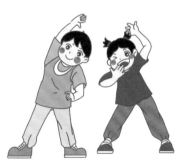

## 6 常通风

每天开窗3次，每次通风30分钟。

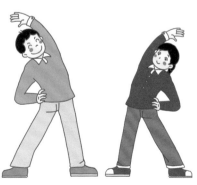

##  打疫苗

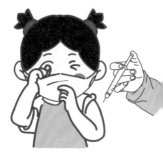

全民行动,积极接种,筑牢免疫屏障,护佑家庭健康。

✛ 3岁以下婴幼儿:新冠病毒疫苗未覆盖,共同居住者及时接种疫苗,间接降低孩子感染风险。

✛ 3岁及以上儿童:及时接种新冠病毒疫苗,直接筑起免疫屏障。

### Tips 居家、户外、校园三种场所,儿童该如何进行防护?

####  居家防疫

避免串门,规律作息,平衡膳食,适度运动,定期消毒。

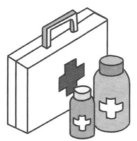

备好药箱:温度计、感冒药、退热药、胃肠药、抗过敏药、皮肤外用药等。

✛ 照护者:不亲吻孩子,不对着孩子打喷嚏或咳嗽,餐具分开使用,不用嘴吹食物或咀嚼后喂孩子。

✛ 儿童:不用手接触眼、口、鼻,注意用眼卫生,少久坐,不熬夜,多喝水,补充优质蛋白,多吃新鲜蔬菜水果。

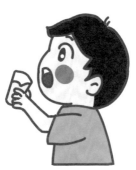

多喝水

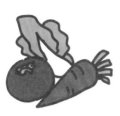

多吃蔬菜

多吃水果

 **户外防疫**

户外防疫需谨记：戴口罩，测体温，手卫生，1米距，少逗留，扫码付，用公筷，分餐制。

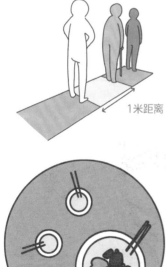

1米距离

用公筷

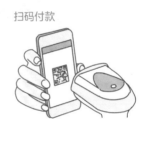

扫码付款

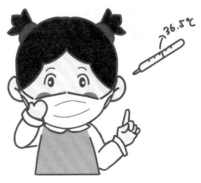

36.5℃

## 校园防疫

测体温：每日晨检、午检。

戴口罩：幼儿园教职工戴口罩，幼儿在园内不戴口罩。

多通风：每天教室开窗通风3次，每次30分钟，尽量减少空调使用时间。

不拥挤：做游戏或活动时需遵守秩序，不拥挤。

多锻炼：3岁及以上儿童每天至少安排1小时中等及以上强度运动。

少流动：减少校内走动，家校“两点一线”。

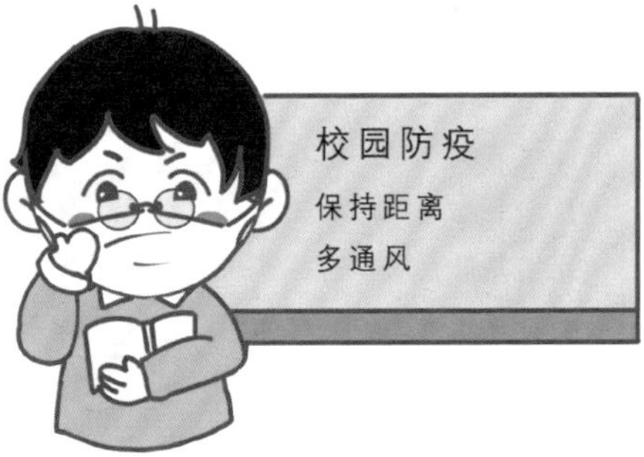


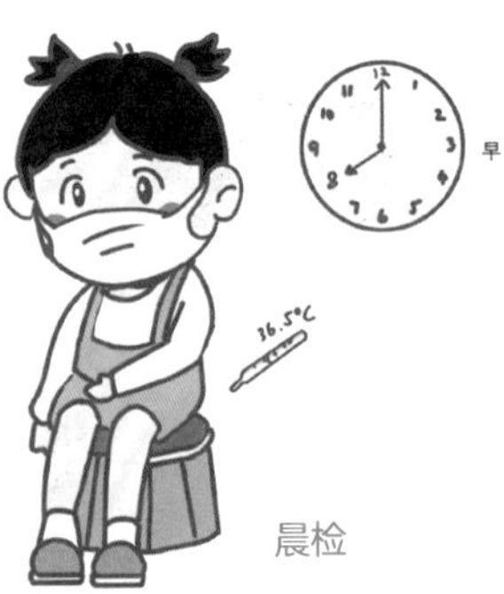

晨检

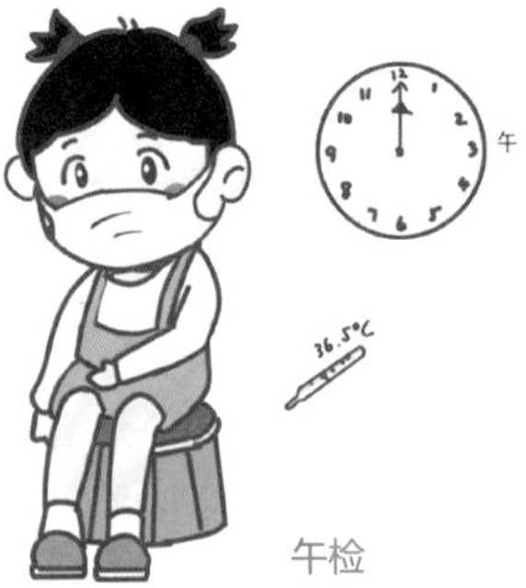

午检

（韦　茹　覃　珊）

# 第二章

## 儿童及照护者疫苗接种

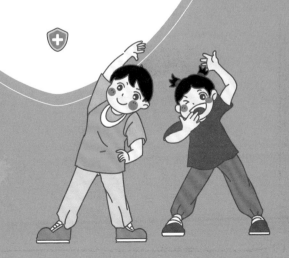

疫苗是人体的保护伞。接种新冠病毒疫苗是预防新冠病毒感染最有效的措施。

 儿童及照护者接种新冠病毒疫苗

**未感染新冠病毒，儿童及照护者如何接种新冠病毒疫苗？**

🛡 3~17岁健康儿童新冠病毒灭活疫苗全程免疫（表2-1）。

表2-1　3~17岁健康儿童可接种新冠病毒疫苗品种

| 全程免疫 | 疫苗品种选择 | 接种程序 | 备注 |
|---|---|---|---|
| 2剂灭活疫苗 | 国药中生（北京公司）、国药中生（武汉公司）、北京科兴中维 | 2剂次，间隔时间≥3周，尽量在8周内完成 | 不与其他疫苗同时接种；与其他疫苗接种间隔时间＞14天；特殊情况下，如外伤或狗咬伤，需要接种破伤风疫苗或者狂犬病疫苗的，不考虑时间间隔 |

注：2022年12月24日重组新型冠状病毒疫苗（CHO细胞）获批用于3~17岁人群，后期可根据当地疾控部门的指引选择。

曾在1周内与新冠病毒感染者有密切接触的儿童，若确认没有感染新冠病毒，可以正常接种新冠病毒灭活疫苗。

3~17岁特殊健康状态儿童接种新冠病毒疫苗前请咨询特需人群接种门诊。

广东省特需人群接种门诊

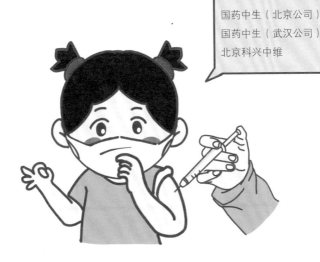

国药中生（北京公司）
国药中生（武汉公司）
北京科兴中维

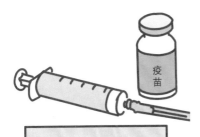

3~17岁健康儿童新冠病毒灭活疫苗全程免疫需接种2剂灭活疫苗。
间隔时间≥3周，尽量在8周内完成。

不与其他疫苗同时接种；
与其他疫苗接种间隔时间＞14天。

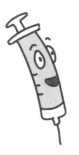

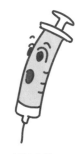

新冠病毒疫苗　　　其他疫苗

后疫情时代儿童健康管理手册

✚ 18岁及以上人群新冠病毒疫苗加强免疫（表2-2）。

表2-2　18岁及以上人群新冠病毒疫苗品种及接种间隔

| 第1剂 | 第2剂 | 第3剂 | 第4剂 | 接种间隔 |
|---|---|---|---|---|
| 新冠病毒灭活疫苗（vero细胞） | 新冠病毒灭活疫苗（vero细胞） | ①新冠病毒灭活疫苗（vero细胞）；②重组新冠病毒疫苗（CHO细胞或肌注式/吸入用腺病毒载体） | ①所有新冠病毒疫苗均可；②优先推荐序贯加强免疫，或采用对新冠病毒奥密克戎变异株具有良好交叉免疫的疫苗 | 第3剂：①18～59岁：与第2剂间隔时间≥6个月；②≥60岁：使用新冠病毒灭活疫苗（vero细胞）全程免疫者，与第2剂间隔时间＞3个月；优先推荐不同厂家和不同路线疫苗序贯接种。第4剂：①使用新冠病毒灭活疫苗（vero细胞）全程并加强免疫1剂；②与第3剂间隔时间≥6个月 |
| 重组新冠病毒疫苗（CHO细胞） | 重组新冠病毒疫苗（CHO细胞） | 重组新冠病毒疫苗（CHO细胞） | 重组新冠病毒疫苗（CHO细胞） | |
| 重组新冠病毒疫苗（肌注式腺病毒载体） | 重组新冠病毒疫苗（肌注式/吸入用腺病毒载体） | 重组新冠病毒疫苗（肌注式/吸入用腺病毒载体） | — | |

14

**感染新冠病毒康复后，儿童及照护者如何接种新冠病毒疫苗（表2-3）？**

表2-3　感染后新冠病毒疫苗的接种

| 年龄 | 感染前疫苗接种 | 康复后6个月疫苗接种 |
|---|---|---|
| 3～17岁 | 未接种/接种1剂新冠病毒灭活疫苗 | 1剂新冠病毒灭活疫苗 |
| 18岁及以上 | 未接种/接种1剂或2剂新冠病毒疫苗 | 1剂新冠病毒疫苗 |

🛡 新冠病毒感染病史不详的情况下，疫苗接种参考未感染新冠病毒儿童及照护者新冠病毒疫苗的接种。

**儿童及照护者什么情况下暂缓接种新冠病毒疫苗？**

🛡 新冠病毒感染确诊或无症状感染时间不足6个月。

🛡 发热、各种急性疾病、慢性疾病的急性发作期。

🛡 未控制的癫痫、脑病、进行性神经系统疾病。

🛡 既往接种其他疫苗后，发生严重过敏反应。

# 2 儿童及照护者其他疫苗的接种

🛡 推迟接种会推迟疫苗开始产生保护性抗体的时间，因此增加了患上相应感染性疾病的风险。建议在做好防护的前提下，按免疫程序及时给儿童接种疫苗（表2-4）。

表2-4　儿童及照护者其他可接种疫苗

| 疫苗名称 | 推荐原因 | 免疫程序 |
|---|---|---|
| 流感病毒疫苗 | 流感和新冠病毒感染可叠加流行，同时感染时重症率明显升高 | 6~35个月：2剂/年，间隔4周<br>3岁及以上：1剂/年 |
| 肺炎球菌疫苗 | 新冠病毒感染患者可能出现继发感染，肺炎链球菌是最常见的病原体 | 13价肺炎球菌多糖结合疫苗：6周~5岁（根据开始接种的年龄决定接种1~4剂）<br>23价肺炎球菌多糖疫苗：1剂 |
| 水痘/带状疱疹疫苗 | 新冠病毒感染后易增加老年人带状疱疹发病率，水痘带状疱疹病毒可通过带状疱疹患者传染给儿童，使儿童罹患水痘 | 水痘疫苗：2剂，12~24个月接种1剂，4~6岁接种第2剂（14岁及以下人群2剂间隔时间≥3个月，15岁及以上人群2剂间隔时间≥4周）<br>带状疱疹疫苗：2剂，间隔2~6个月 |

⊕ 因新冠疫情推迟接种疫苗的儿童，根据《新型冠状病毒肺炎流行期间预防接种参考指引》，优先安排含麻疹成分疫苗、乙肝疫苗（尤其是母亲乙肝表面抗原阳性的儿童）、脊髓灰质炎和百白破疫苗等国家免疫规划疫苗。

⊕ 建议通过接种联合疫苗或联合接种，减少前往接种门诊的次数，提高疫苗接种的及时率。

##  免疫接种后不良反应的观察和处理

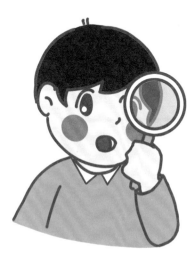

❖ 免疫接种后可能出现常见的不良反应，包括注射部位红肿、一过性发热、注射部位硬结等（表2-5）。

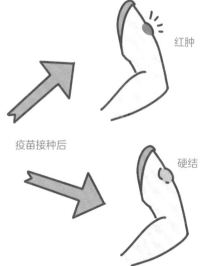

疫苗接种后

红肿

硬结

❖ 免疫接种后，一定要在留观区观察30分钟，如有不适，可及时处理。

接种疫苗后出现的发热，应与感染新冠病毒后引起的发热或其他呼吸道疾病相鉴别。

表2-5　免疫接种后照护者居家观察内容及处理方法

| 观察项目 | 观察内容 | 处理方法 |
|---|---|---|
| 体温 | 体温<38.5℃，无其他不适 | 属于正常免疫反应，建议多喝水，物理降温 |
| | 体温≥38.5℃，热退后精神、进食好 | 口服布洛芬或对乙酰氨基酚退热处理 |
| | 发热>3天，或热退后仍伴有精神差、活动少、进食少，或出现新的症状 | 去医院就诊 |
| 接种部位红肿 | 直径<15毫米 | 无需处理，动态观察，一般1周内消退 |
| | 直径15~30毫米 | 局部冷敷，每天3~4次，每次10~15分钟 |
| | 直径>30毫米 | 去医院就诊 |
| 接种部位硬结 | 直径<15毫米 | 无需处理，动态观察，一般1周内消退 |
| | 直径15~30毫米 | 局部热敷，每天3~4次，每次10~15分钟 |
| | 直径>30毫米 | 去医院就诊 |

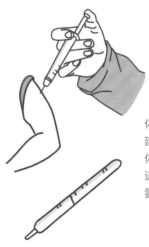

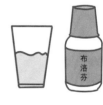

体温<38.5℃，无其他不适，建议多喝水，物理降温

体温≥38.5℃，热退后精神、进食好，口服布洛芬或对乙酰氨基酚退热处理

（胡丹丹　韩　英）

# 第三章

▼

# 饮食与营养管理

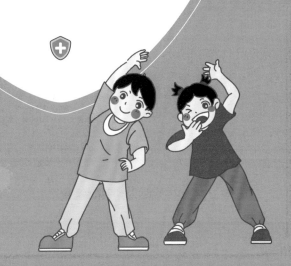

尽管没有单一的食物或膳食补充品可以预防或治愈新冠病毒感染，但健康饮食与均衡营养有助于提升人体免疫力，促进身心健康。

#  一般饮食指导

🛡 6月龄内坚持纯母乳喂养，不能母乳喂养则以婴儿配方奶替代。

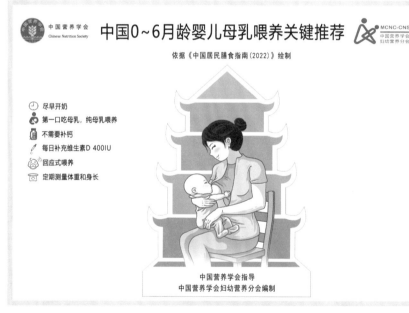

图片来源：中国营养学会妇幼营养分会网

🛡 儿童可依照以下平衡膳食宝塔的建议进食。

**中国营养学会** Chinese Nutrition Society

# 中国7~24月龄婴幼儿平衡膳食宝塔

 MCNC-CNS 中国营养学会 妇幼营养分会

依据《中国居民膳食指南（2022）》绘制

- 🥛 继续母乳喂养
- 🥄 满6月龄开始添加辅食
- 🍖 从肉/肝泥、铁强化谷粉等糊状食物开始
- 🍼 母乳或奶类充足时不需补钙
- 💊 仍需要补充维生素D，400IU/d
- 🥣 回应式喂养，鼓励逐步自主进食
- 🍽 逐步过渡到多样化膳食
- 🧂 辅食不加或少加盐、糖和调味品
- ⚖ 定期测量体重和身长
- 😊 饮食卫生、进食安全

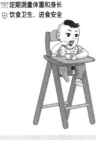

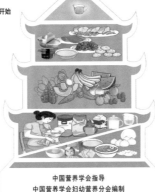

| | 7~12月龄 | 13~24月龄 |
|---|---|---|
| 盐 | 不建议额外添加 | 0~1.5克 |
| 油 | 0~10克 | 5~15克 |
| 蛋类 | 15~50克（至少1个鸡蛋黄） | 25~50克 |
| 畜禽肉鱼类 | 25~75克 | 50~75克 |
| 蔬菜类 | 25~100克 | 50~150克 |
| 水果类 | 25~100克 | 50~150克 |

继续母乳喂养，逐步过渡到谷类为主食

母乳500~700毫升　母乳400~600毫升

| 谷类 | 20~75克 | 50~100克 |
|---|---|---|

不满6月龄添加辅食，须咨询专业人员做出决定

中国营养学会指导
中国营养学会妇幼营养分会编制

图片来源：中国营养学会妇幼营养分会网站

 **中国营养学会** Chinese Nutrition Society

# 中国学龄前儿童平衡膳食宝塔

 MCNC-CNS 中国营养学会 妇幼营养分会

依据《中国居民膳食指南（2022）》绘制

- 🍎 认识食物，爱惜食物
- 🍳 合理烹调
- 🍽 培养良好饮食习惯
- 🥛 每日饮奶
- 🥤 奶类、水果做加餐
- 💧 足量饮水，少喝含糖饮料
- 🏃 经常户外运动
- ⚖ 定期测量体重和身高

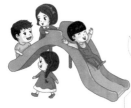

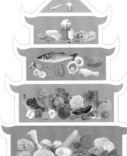

| | 2~3岁 | 4~5岁 |
|---|---|---|
| 盐 | <2克 | <3克 |
| 油 | 10~20克 | 20~25克 |
| 奶类 | 350~500克 | 350~500克 |
| 大豆 适当加工 | 5~15克 | 15~20克 |
| 坚果 适当加工 | — | 适量 |
| 蛋类 | 50克 | 50克 |
| 畜禽肉鱼类 | 50~75克 | 50~75克 |
| 蔬菜类 | 100~200克 | 150~300克 |
| 水果类 | 100~200克 | 150~250克 |
| 谷类 | 75~125克 | 100~150克 |
| 薯类 | 适量 | 适量 |
| 水 | 600~700毫升 | 700~800毫升 |

中国营养学会指导
中国营养学会妇幼营养分会编制

图片来源：中国营养学会妇幼营养分会网站

**6~10岁学龄儿童平衡膳食宝塔**

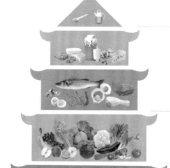

| | |
|---|---|
| 盐 | <4克/天 |
| 油 | 20~25克/天 |

| | |
|---|---|
| 奶及奶制品 | 300克/天 |
| 大豆 | 105克/周 |
| 坚果 | 50克/周 |

| | |
|---|---|
| 畜禽肉 | 40克/天 |
| 水产品 | 40克/天 |
| 蛋类 | 25~40克/天 |

| | |
|---|---|
| 蔬菜类 | 300克/天 |
| 水果类 | 150~200克/天 |

| | |
|---|---|
| 谷类 | 150~200克/天 |
| ——全谷物和杂豆 | 30~70克/天 |
| 薯类 | 25~50克/天 |

水　800~1000毫升/天

图片来源：中国营养学会网站

 **11~13岁学龄儿童平衡膳食宝塔**

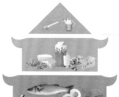
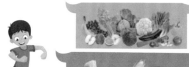
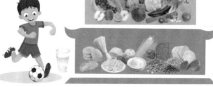

| | |
|---|---|
| 盐 | <5克/天 |
| 油 | 25~30克/天 |

| | |
|---|---|
| 奶及奶制品 | 300克/天 |
| 大豆 | 105克/周 |
| 坚果 | 50~70克/周 |

| | |
|---|---|
| 畜禽肉 | 50克/天 |
| 水产品 | 50克/天 |
| 蛋类 | 40~50克/天 |

| | |
|---|---|
| 蔬菜类 | 400~450克/天 |
| 水果类 | 200~300克/天 |

| | |
|---|---|
| 谷类 | 225~250克/天 |
| ——全谷物和杂豆 | 30~70克/天 |
| 薯类 | 25~50克/天 |

水　1100~1300毫升/天

图片来源：中国营养学会网站

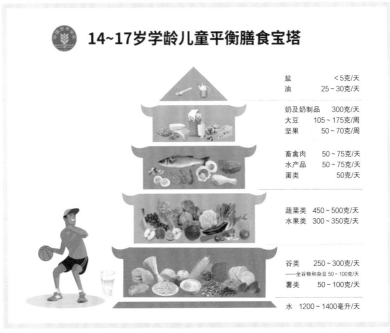

图片来源：中国营养学会网站

🛡 适量增加红肉、动物血、动物内脏等富含铁的食物以预防贫血。

🛡 食物多样化，注意营养搭配，不节食减肥，不吃野生动物。

🛡 注重视力保护，适当补充富含维生素A及叶黄素的食物。

🛡 预防肥胖，避免摄入高能量低营养食物，如饮料、高脂肪或高钠加工食品。

🛡 餐具煮沸消毒，不建议用消毒剂消毒。

🛡 分餐制，生熟分开，不嚼食、吹食喂。

◉ 学校就餐注意正确佩戴口罩，饭前、便后勤洗手，吃饭别拼桌，吃完迅速离开。

◉ 居家期间用体重秤和卷尺评估生长情况。

## ② 新冠病毒感染患病期的饮食指导

◉ 保证能量摄入，婴儿期注意保证奶量。

◉ 保证优质蛋白类食物摄入，如瘦肉、鱼、虾、蛋、大豆等。

◉ 多吃新鲜蔬菜和水果。

◉ 保证足量饮水。

◉ 不需要因为生病而特别忌口，可按平时的饮食习惯进食。

◉ 食欲较差、进食不足者，可少量多餐，予利于咀嚼和消化的流质或半流质食物，随病情好转逐步向普通膳食过渡。

## ③ 新冠病毒感染恢复期的饮食指导

◉ 继续遵循膳食平衡、食物多样、注重饮水的原则。

◉ 逐渐恢复食量，忌暴饮暴食，防止肉类过量摄取。

◉ 继续保证优质蛋白及奶量摄入，1岁以后可适当选择酸奶。

◉ 嗅觉、味觉下降会影响食欲，可尝试在食物中添加少量柠檬汁、辣椒和新鲜香草。

🛡 选择健康食物，如奶及奶制品、水果、坚果（4岁以后）和能生吃的新鲜蔬菜，少吃辣条、甜点、含糖饮料、薯片、油炸食品等高盐、高糖、高脂的零食。

🛡 可在医师指导下适当食用具有清肺化痰功效的食物，如山药、百合、莲子、银耳、雪梨、藕等。

（陈 力 王 静 王 玲）

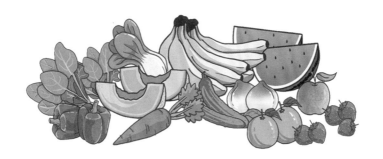

# 第四章

▼

# 睡眠健康管理

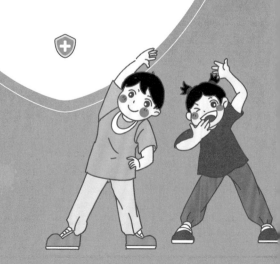

规律、充足的睡眠在对抗病毒入侵、提高免疫力、促进恢复方面发挥着重要作用。家长要给孩子营造良好的睡眠环境：舒适的寝具、远离光线和噪声的卧室及适宜的温度。

 # 常见的睡眠问题

**宝宝感染新冠病毒，由于过度照顾，养成抱睡、奶睡、哄睡的习惯，导致入睡困难怎么办？**

从孩子3~6月龄开始，家长可以把清醒但有睡意的宝宝放在婴儿床上，所谓"抱起放下"，别急着抱起，每次多观察1~2分钟，熬过了前3~5天，孩子就逐渐掌握自主入睡的能力。

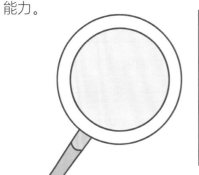

**常见的睡眠问题**

过度照顾，入睡困难

孩子拒绝上床睡觉

睡眠作息不规律

因焦虑、担忧、情绪低落导致入睡困难

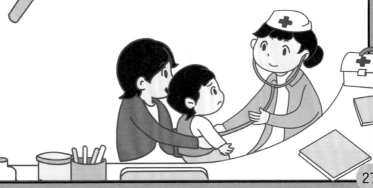

**孩子白天运动少、日晒不足，晚上拒绝上床睡觉怎么办？**

首先建议家长生活作息要有规律，这样孩子会更容易建立规律作息。做好膳食日记，注意观察是否会进食引起过敏或不耐受的食物、有无进食过饱或不足；观察入睡前是否过于兴奋；尽早建立睡眠常规，且需与家人一起贯彻执行。

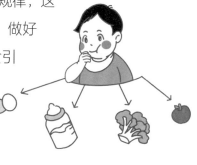

注意观察是否会进食引起过敏或不耐受的食物、有无进食过饱或不足

 **什么是睡眠常规？**

⊕ 每天保持一致，固定有序，温馨适度。准时睡觉/起床，每天波动＜1小时。

⊕ 安排3～4项睡前活动，如盥洗、如厕、讲故事等，可以和孩子一起画画，达成协议（如坚持1周，就能得到非常渴

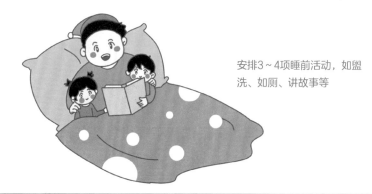

安排3～4项睡前活动，如盥洗、如厕、讲故事等

望的奖励），且通过"图画上墙"的形式让孩子心中有计划，更易入睡。

🛡 活动时间。

控制在20分钟内，使孩子过渡到安静状态。

🛡 入睡方式。

培养独立入睡能力，瞌睡但未睡着时单独放置在小床睡眠，不宜摇睡、抱睡。

将喂奶或进食与睡眠分开，睡前1小时不喂奶。

允许孩子抱安慰物入睡。

🛡 睡眠姿势。

1岁前宜仰卧位睡眠，不宜俯卧位睡眠。

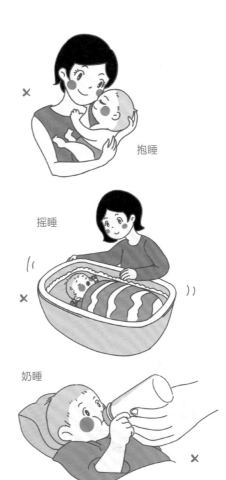

抱睡

摇睡

奶睡

**居家隔离期间，睡眠作息不规律怎么办？**

🛡 固定"生物钟"，周末与平时差异<1小时。

☉ 推荐每天中、高强度运动60分钟，但睡前2小时不要剧烈运动。

☉ 不吃夜宵，睡前不要喝含咖啡因的饮品。

☉ 睡前1小时不要看电视或者上网打游戏，睡前可以阅读纸质书、听舒缓音乐、进行冥想练习等。

☉ 营造助眠环境，如关闭卧室大灯、保持卧室安静、保持卧室内空气流通等。

**因焦虑、担忧、情绪低落导致入睡困难怎么办？**

☉ 审视自己是否存在不正确的睡眠认知并进行修正。

如：晚上没睡好，会影响病情恢复，不利于检测结果转阴；感染新冠病毒，不能按时上学，担心影响学习成绩，导致入睡困难；必须每天睡够8小时才行；入睡困难或晚上醒来后难以再入睡时，应该躺在床上，努力入睡。

如此错误认知，将造成焦虑、失眠，陷入恶性循环。

一晚失眠对疾病恢复影响有限，但由此产生焦虑的心理反应影响更大。隔离期间可以尝试告诉自己，这仅仅是按下了暂停键，数日后就可以正常上学了。学习上未能解决的困难，明日再解决，明日太阳升起就是希望；告诉自己在绝望与希望之间，最好的桥梁就是睡一好觉。

☉ 刺激控制。

除夜晚睡眠外，不要在卧室进行其他活动（如看电视、玩手机、打游戏等）。

白天尽量不午睡或小睡。

感到困倦才上床，20分钟内无法入睡时，应离开卧室进行一些放松活动，尽量避免"看时间"行为。

直到有睡意才返回卧室睡觉。

第3与第4条策略可以重复操作。

无论前一晚睡眠时间是多少，次日固定时间起床。

🛡 睡眠限制。

限制卧床时间，适当剥夺睡眠时间（如15～30分钟），写睡眠日记，保证睡眠质量。记住"要睡好，先睡少""先求质，再求量"，保证睡眠效率。

睡眠效率=实际睡眠时间/卧床时间×100%，例如睡眠时间为6小时，卧床时间为9小时，则睡眠效率为66.7%。医生建议，优质的睡眠效率应为85%～90%，数值低于85%提示睡眠效率差，存在睡眠问题或睡眠障碍。解决方法如下：

以上周平均每晚实际睡眠时间作为本周卧床时间，卧床时间不应低于5.5小时。

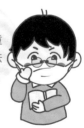

**温馨提示**

患有癫痫、躁狂症或急性重症儿童禁止使用睡眠限制法

如本周平均每晚的睡眠效率达到90%以上，则卧床时间可增加15～30分钟。

如睡眠效率在85%～90%，无需调整卧床时间。

如睡眠效率低于85%，则卧床时间要减少15～30分钟。

✚ 放松训练。

感染新冠病毒后，如果感到紧张和焦虑，可进行放松训练，如腹式呼吸、渐进式肌肉放松。这些心理学方法可以缓解精神压力，帮助我们较快入睡，改善睡眠质量。

| 胸式呼吸 | 腹式呼吸 |
| --- | --- |

吸　肺　肺　其他内脏

吐　肺　肺　其他内脏

吸　肺　肺　其他内脏

 **夜醒怎么办？**

✚ 睡眠过程中持续清醒时间>5分钟，则定义为一次夜醒，夜醒次数与睡眠质量有关。当宝宝半夜啼哭时，家长不要立即去哄，或许宝宝数分钟后便会安静下来，再次入睡。

✚ 逐步消退法：婴幼儿半夜夜醒、哭闹时，父母排除发热、腹痛等疾病情况后，按设定时间等待，渐渐延长安慰婴幼儿的时间间隔（表4-1），直到最后婴幼儿独立入睡。安抚时仅花1~2分钟，尽量用语言或白噪声安抚，避免怀抱安抚。

表4-1 逐步消退法

单位：分钟

| 天数 | I 等待（安抚） | 若孩子继续哭 | | |
|---|---|---|---|---|
| | | II 等待（安抚） | III 等待（安抚） | IV 等待（安抚） |
| 一 | 5（1） | 10（2） | 15（3） | 15（5） |
| 二 | 10（2） | 15（4） | 20（6） | 20（8） |
| 三 | 15（3） | 20（5） | 25（7） | 25（10） |
| 四 | 20（5） | 25（7） | 30（10） | 30（15） |
| 五 | 25（7） | 30（10） | 35（15） | 35（20） |
| 六 | 30（10） | 35（15） | 40（20） | 40（25） |
| 七 | 35（15） | 40（20） | 45（25） | 45（30） |

此方法需要家人一致配合参与，持续大约2周，夜醒将会明显改善。

🛡 婴幼儿不良的睡眠习惯形成时间越长，纠正所需的时间也越长。

🛡 保证婴幼儿规律作息时间，可适当延迟30分钟上床。

## 3 什么情况下应就医？

🛡 睡惊、梦游。

🛡 梦魇伴情绪问题（焦虑、抑郁、厌学、悲观等）。

🛡 睡眠时打鼾、呼吸暂停、张口呼吸

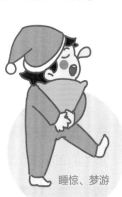

睡惊、梦游

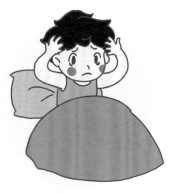

梦魇伴情绪问题

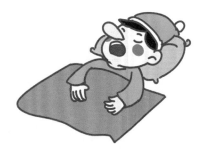

等，次日精神不振。

🛡 白天嗜睡、猝倒、睡前幻觉、睡眠瘫痪。

睡眠时打鼾、呼吸暂停、张口呼吸等，次日精神不振

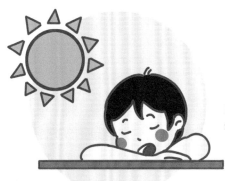

白天嗜睡、猝倒、睡前幻觉、睡眠瘫痪

（肖玉联　黄锡静）

# 第五章

▼

# 心理健康管理

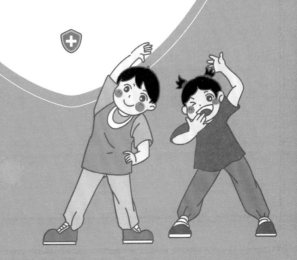

### 学龄前儿童

- 学龄前儿童以形象思维为主。

- 以做游戏或读绘本的方式，生动形象地告知儿童发生的疫情。

- 此阶段儿童受父母影响巨大，父母需保持情绪稳定，创造温馨、安全、稳定的家庭氛围。

- 温柔耐心地接纳孩子的哭闹、黏人、食欲下降、睡眠模式改变等行为，通过抚摸、拥抱、做游戏及转移注意力等方式安抚，与儿童建立稳定良好的依恋关系。

居家活动：学习洗手、读绘本（亲子问答、互动）、角色扮演、拼积木、参与食物制作等。

### 学龄期儿童

- 学龄期儿童由形象思维转向逻辑思维。

- 用科普语言简明扼要地让孩子了解新冠病毒感染过程。

- 保证作息时间、日常活动规律，鼓励孩子与朋友和同学保持联系、参与简单的家务活动。

居家活动：做点心、择菜洗菜、叠衣服、踢皮球、折纸、玩文字游戏等。

- 如被感染而需居家隔离，孩子可能会紧张、害怕、反复询问，家长需耐心倾听，对问题不回避、不批评、不忌讳，让孩子充分感到被关爱、被保护。可教孩子通过"呼吸松弛大法"缓解紧张情绪。

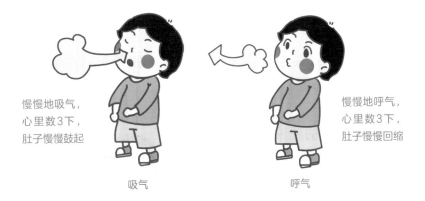

慢慢地吸气，
心里数3下，
肚子慢慢鼓起

慢慢地呼气，
心里数3下，
肚子慢慢回缩

吸气　　　　　　　　　　呼气

## 青少年

🛡 青少年具有较成熟的认知发展水平和抽象思维能力。

🛡 可帮助其筛选科学客观的信息，与他们面对面、实事求是地讨论问题，以平等、尊重的态度交流对新冠病毒的看法。

🛡 如被感染、居家隔离，告诉他们害怕、焦虑、烦躁是应激状态下正常的心理反应，是能被接受、被理解的。

🛡 尊重隐私，在轻松、和谐的氛围中调节与孩子的分歧。鼓励他们定期运动，健康饮食，保持兴趣爱好，重视同伴关系，控制电子产品接触时间。

🛡 对即将面临中考和高考的青少年，加强沟通，鼓励他们向父母、朋友和老师倾诉，帮助他们调整心态。关注青少年的情绪状态，如果出现明显的失眠、焦虑抑郁或网络成瘾等情绪障碍，及时去专科诊治。

# 身心抗疫：家长怎么做？家长怎么帮孩子做？

## ① 管理家长的身心

**面对疫情的建议**

➕ 维持家庭日常生活流程，并保持孩子的学习作息习惯。

➕ 保持充足的睡眠、均衡饮食及适量运动。

➕ 保持与亲人及朋友的社交支援。

➕ 主动关心身边的人。

➕ 了解疫情最新资讯的同时，也要分析资讯的真伪。如

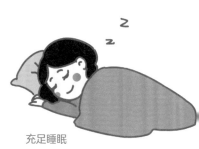

充足睡眠

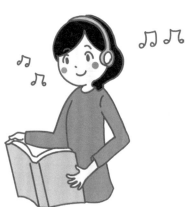

休闲娱乐

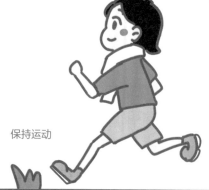

保持运动

果觉得资讯太多，一时间无法消化，就应歇一歇，选取从可信来源获得的资讯。

🛡 尊重并接纳家庭成员对疫情的不同理解及感受，尝试和他们一起商量可行的抗疫方法。

## 家长压力管理

🛡 理性思考。

留意自己的思维模式是否有钻牛角尖、较负面的情况。

例如："糟了！一定会感染！这段时间要躲在家里！"

考虑其他的可能性。

除了这个想法，还有没有较健康、较正面的想法呢？如果采取另外一种想法，是否会让自己感觉好些？

例如：

"虽然小朋友不能上学，但我多了和他相处的时间，留意了更多平时没有注意的地方。"

"家里口罩不多，只能减少外出，感恩亲友慷慨转赠少量，能够应付一段日子。"

"虽然担心会受感染，但我已做足预防措施，感染机会已大大减少。"

🛡 感恩练习。

感恩就是当我们明白有些事情不是理所当然时，就会怀着谦卑的心去珍惜自己拥有的东西。感恩对提升人们的快乐有正面效果，练习感恩对身体健康及睡眠有好处，能提高抗逆力。

建议：

感恩周记：生活中大大小小的事，可能都值得感恩。回想过去一周，尝试写下数项你觉得感恩的人、事或经历。

例如，儿女们在停课期间帮忙做家务、收到亲友们赠送的口罩等抗疫用品。

感谢信：向一位你最心存感激的人写一封感谢信或制作一张心意卡。写下令你感恩的原因、他/她的善举如何影响了你的人生（特别是近期疫情流行的时候），以及你常常想起他/她的善意。

## ② 管理孩子的身心

面对疫情，有些孩子可能情绪会受到影响，出现以下身心反应。

### 学龄前孩子（0~5岁）

➕ 比以前"黏人"，经常要求家长的陪伴。

➕ 多了啜手指、赖床的情况。

➕ 情绪起伏较大，容易哭泣或让人讨厌。

➕ 饮食习惯或睡眠模式改变（如胃

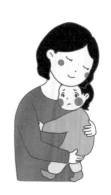

口变小、难入睡、做噩梦之类）。

⊕ 不明原因的身体不适（如头痛、腹痛）。

⊕ 在游戏中还扮演与疫情相关（甚至是夸大）的情节。

**学龄期孩子（6～12岁）**

还可能出现：

⊕ 行为倒退（如要求家长喂饭、帮助更衣等）。

⊕ 专注力下降（即使参与其喜爱的活动）。

⊕ 不明原因的攻击行为。

⊕ 因为感到焦虑，常常问和疫情相关的问题（如新闻、家人的安全、家中日用品数量等）。

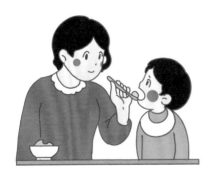
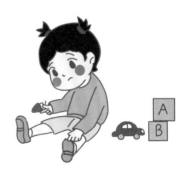

# 3 协助孩子舒缓压力及情绪

舒缓情绪时，不同年龄、脾性、特殊需要的孩子可能需要父母及照顾者做出调适。大原则是让孩子感受到安全、关心及爱护。如孩子年幼，可以给予更多的身体接触（如拥抱）和陪伴。

建议：

🛡 留意孩子的情绪变化。

🛡 以同理心去聆听及了解。

🛡 描述孩子的感受。

🛡 协助解决问题。

🛡 设规矩。

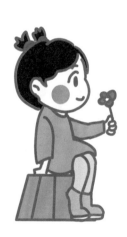
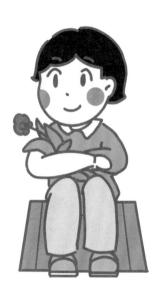

## 4 给有不同特殊需要儿童家长的建议

### 有专注力/活跃问题的孩子

🛡 解释疫情时，宜用简短的话或分段说明重点，以获取孩子的专注。

    ◉ 停课期间，和孩子制订日常生活时间表，安排不同种类、有趣和能消耗体力的活动。

    ◉ 给予指令（例如洗手步骤）时，宜逐点提示，避免过多步骤的指示。

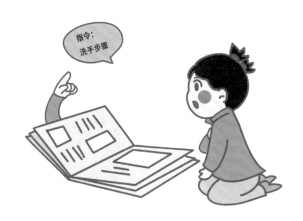

    ◉ 提醒孩子不当行为的后果（例如不戴口罩会增加接触到病菌的机会）。

    ◉ 若家长必须带孩子外出，应提早向孩子解释外出的规矩（例如排队时，手要放在裤子的口袋），孩子有遵从规矩时，可及时称赞和回家后给予奖励。家长也宜预备一些孩子在外空闲时（例如乘公共汽车时）可进行的活动（例如猜谜语）。

### 有社交困难和较固执的孩子

    ◉ 讲解疫情相关信息时，可利用视觉提示（如图卡）帮助说明（如洗手步骤）。

◉ 尽量预告会发生的事，例如未来数周不用上学（即利用日历法说明）、外出要佩戴口罩等。

◉ 停课期间，为孩子制订生活时间表，以保持生活规律。

◉ 在家尽量保持孩子熟悉的生活流程，以减少因转变带来的不安。

◉ 用情绪图卡协助情绪表达。

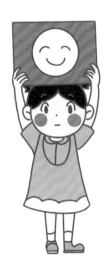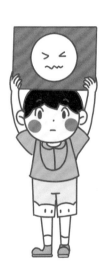

◉ 利用社交故事讲述抗疫时期望与不期望的行为。社交故事的内容长短宜根据孩子的年龄和理解能力而定。

（查彩慧　卢燕飞）

# 第六章

运动健康管理

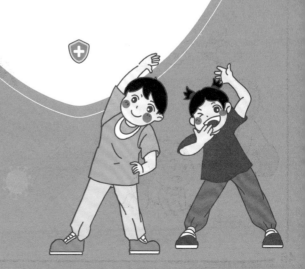

上网课期间，孩子居家时间明显增多，又缺乏同龄伙伴，易情绪低落，保持运动不但有助于孩子身心健康发展，还可以提高免疫力，减低患病风险。

 **每天运动多久合适（表6-1）?**

表6-1　儿童不同年龄段适宜运动时间

| 年龄段 | 运动时间 | 累积观看电子产品时间 |
|---|---|---|
| 婴儿期 | 不限 | 不看 |
| 1～5岁 | 3小时（3岁以上至少1小时中/高强度运动） | <1小时 |
| 5～17岁 | 3小时（包括至少1小时中/高强度运动） | <2小时（每次连续不超过1小时） |

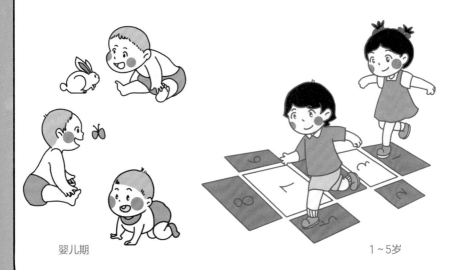

婴儿期　　　　　　　　　　　　　　　　　　　　1～5岁

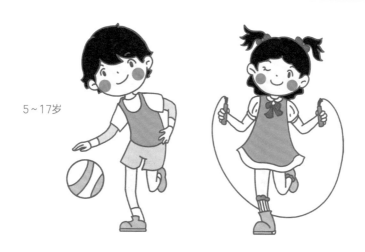

5～17岁

## 2 如何在日常生活中增加运动量？

🛡 动静交替，看电子产品、阅读或做作业时每20～30分钟就休息3～5分钟。休息期间可进行简单的伸展运动或在家中散步。

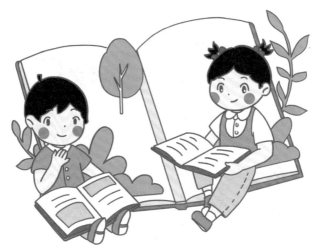

✚ 做力所能及的家务，如收拾玩具、整理床铺、扫地、擦桌子、叠衣物等。

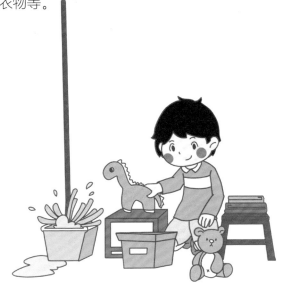

✚ 每天带孩子到户外玩耍，如捉迷藏、跳飞机、溜滑板等。

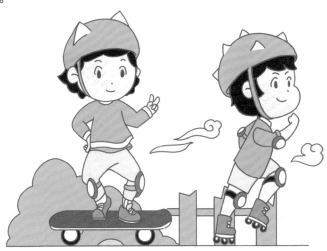

🛡 周末或假期鼓励参与长时间的户外活动，如徒步、骑自行车、游泳等。

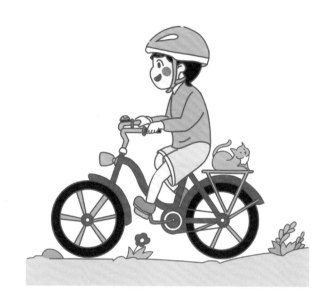

首选在户外空气流通的地方进行运动，如果在相对密闭的室内乐园、运动馆，则建议做好基本的个人防护（如手部卫生，低强度运动时可戴口罩）。

如在室内上网，需要限制观看时间，并注意与电子屏幕的距离。

##  如何选择合适的运动？

家长可以根据孩子的年龄、喜好特点及家庭条件，选择适合孩子的运动（表6-2）。对原本不活跃或疾病初愈期的孩子

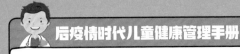 

要注意循序渐进，切莫强迫过度运动，这易引发孩子的抵触心理或不利于身体的康复，父母要以身作则、陪伴参与。

表6-2　儿童不同年龄段适合的运动

| 年龄段 | 运动原则 | 室内运动 | 户外运动 |
|---|---|---|---|
| 0~3岁 | 锻炼运动协调能力，以低中等强度运动为主 | 爬行、走动、叠纸杯、搭积木、整理玩具、自主穿衣 | 跳跃、跑步、各类亲子游戏 |
| 4~6岁 | 以中等强度为主，不可进行经常性的高强度运动 | 跳跃性运动（摸高、跳操、跳舞）、上下楼梯、串珠子、捏橡皮泥、折纸、做简单的家务 | 步行上学和放学、骑自行车、溜滑板、老鹰捉小鸡、抓人游戏、丢手绢、足球、篮球、游泳 |
| 7~10岁 | 定向培养运动能力，避免参加高强度对抗性运动项目 | 跳健身舞、做韵律操、深蹲、俯卧撑、仰卧起坐 | 慢跑、短跑、滑冰、游泳、骑自行车、各种球类 |
| 11~16岁 | 适宜以弹跳为主的纵向运动，以中等强度为主，避免长时间高强度活动 | 引体向上、哑铃操、深蹲、俯卧撑、仰卧起坐、跳健身舞、做韵律操 | 慢跑、短跑、滑冰、游泳、骑自行车、投掷、跳高、跳远 |

 **如何判断运动强度**

⊕ 低等强度：心跳、呼吸正常，能如常对话。

阻力训练　　　　跳跃　　　　平衡　　　　攀爬

🛡 中等强度：心跳、呼吸稍微加快，可以短句或单字交谈。

急步行　　　　爬楼梯　　　　跳绳　　　　跳舞

🛡 高强度：心跳、呼吸明显加快，不能如常对话。

 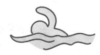  

跑步　　　　游泳　　　　球类活动　　　　骑自行车

（杨延萍　周　托）

# 第七章

▼

# 中医健康调理

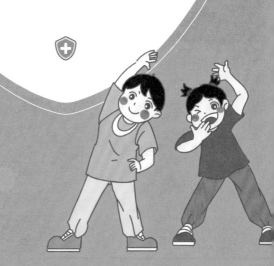

# 中医提高儿童免疫力的方法

✚ 饮食有节。充足饮水，少吃零食。食材荤素搭配，营养均衡，正常情况下不建议过度忌口。可食用一些药食同源的食物。

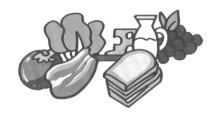

✚ 起居有常。作息规律，保证充足睡眠。注意防寒保暖，及时拭汗。尽量避免到人群聚集的场所。

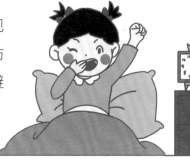

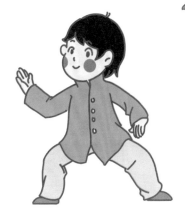

✚ 合理运动。每天安排合适的运动时长和合理的运动强度，按照循序渐进的原则运动。场地建议以户外为主（做好个人防护的前提下），可学习传统保健强身方法，如八段锦等。

🛡 穴位保健。选取有增强正气作用的穴位进行保健。可按摩足三里穴、捏脊或工字擦背。

### 按摩足三里穴

定位：在小腿前外侧，当犊鼻下3寸（即外膝眼下四横指处），距胫骨前缘旁开一横指。

操作方法：每天揉压按摩3~5分钟。

按摩足三里穴

### 捏脊

定位：后背正中，整个脊柱。

操作方法：两手置于脊柱的两旁，用捏法把脊旁皮肤捏起来，边提捏边向前推进，由龟尾穴（骶尾部）捏到大椎穴（项背部）。每天捏3~9遍。

捏脊

### 工字擦背

定位：工字上横为大椎、风门、肺俞的水平线（上背部），中间一竖为脊柱，下横为肾俞、命门的水平线（腰骶部）。

操作方法：先横擦上横，然后直擦一竖，最后横擦下横，三个位置均以透热为度，或以来回擦100下为宜。

工字擦背

**中医预防新冠病毒感染**

### 熏蒸法

✚ 艾条烟熏：取合适分量的艾条，在室内燃烧、烟熏。烟熏期间，人不要在室内逗留，烟熏完毕后彻底通风再进入房间。注意用火安全，明火勿与酒精同用。

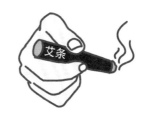

✚ 饮片熏蒸：选用有辟秽防疫功效的中药，加水煮沸后，再用小火慢煮15～30分钟，使其持续挥发，每天1～2次。可选艾叶、石菖蒲、苍术等。

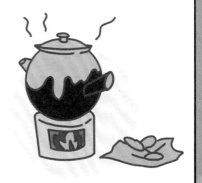

✚ 香囊疗法：根据当地当季的中医指引制作香囊，随身佩戴或放置在家中，每7～10天换新。如《广东省2022年夏季新冠疫情期间中医治未病指引》的制作方案：苍术、白芷、石菖蒲、川芎、香附、辛夷、青蒿、藿香、艾叶各等分，共研细末后放在布包中。

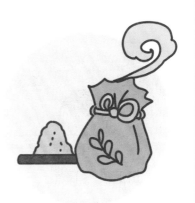

**预防用药**

可选用"三豆饮"，或根据中医指引选用药材。

➕ 三豆饮制作方法：将绿豆、黑豆、赤小豆（各约
10克）和甘草（约3克）加水煮沸，再转小火熬煮。也可以
将三种豆按等比例做成豆浆，以白糖调味饮服。服用方法：
每天1次，晨起服用，每周1~2次。

➕ 穴位保健：同第一部分。

# ③ 中医治疗新冠病毒感染

➕ 症见恶寒发热、
肌肉酸痛者，可用小儿
柴桂退热颗粒、小儿风
热清口服液等。

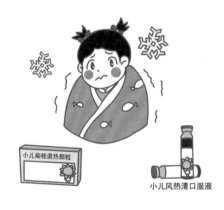

小儿柴桂退热颗粒

小儿风热清口服液

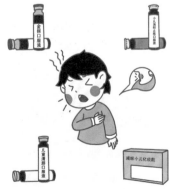

金振口服液

儿童清肺口服液

减味小儿化痰散

➕ 症见发热、咽干咽
痛、咳嗽者，可用金振口
服液、儿童清肺口服液、
小儿消积止咳口服液、减
味小儿化痰散等。

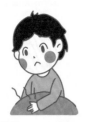

 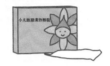

🛡 症见发热、食少腹胀、口臭、大便酸臭或秘结者，可用健儿清解液、小儿豉翘清热颗粒等。

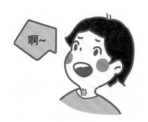

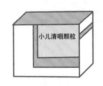 

🛡 症见咽痛明显者，可用小儿清咽颗粒、开喉剑喷雾剂（儿童型）等。

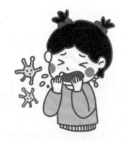

🛡 症见咳嗽明显者，可用清宣止咳颗粒、小儿止咳糖浆、小儿清肺止咳片等。

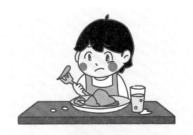

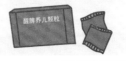

🛡 症见乏力、纳食不香者，可用醒脾养儿颗粒等。

由于儿童体质特殊，病情变化迅速，宜在中医师指导下服药，出现病情变化时应及时就医。

 # 中医辅助新冠康复

⊕ 穴位保健。退热1周后可行推拿保健，选取有增强正气作用的穴位进行保健。可按摩足三里穴、捏脊或工字擦背，具体操作见第52页。

⊕ 饮食有节、起居有常、合理运动。遵循循序渐进的原则，逐步恢复到病前状态。

⊕ 药物治疗。可选用"五叶芦根汤"，或根据当地当季中医指引选用药材。

**五叶芦根汤**

制作方法：藿香叶、薄荷叶、荷叶、佩兰叶、炙枇杷叶各3~5克，冬瓜子5克，芦根10克，加400~500毫升清水煮沸，再转小火熬煮20~30分钟。

服用方法：退热24小时后可用，每天1次，连服2~3天。

（邓　健　杜洪煊　林穗华）

# 第八章

▼

# 儿童常见疾病的应急处理及就诊指引

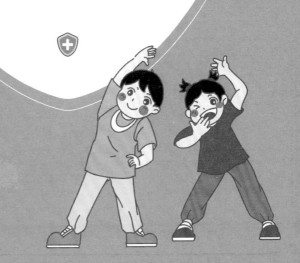

**儿童常见疾病的应急处理**

🛡 发热（表8-1、表8-2）。

表8-1　体温情况与发热程度

| 体温（腋温） | 发热程度 | 备注 |
|---|---|---|
| 37.5℃≤体温≤38.0℃ | 低热 | ①发热程度与疾病严重程度不一定正相关；<br>②尤其要关注发热患儿的一般状况：精神状态、活动水平、睡眠情况、进食和液体摄入量、尿量；<br>③监测患儿有无皮疹、持续昏睡、难以安抚的烦躁不安、皮肤花斑、眼神游离或呆滞、呼吸急促、口唇发绀；<br>④记录体温曲线，动态观察发热情况；<br>⑤忌使用酒精擦洗 |
| 38.1℃≤体温≤38.9℃ | 中度发热 | |
| 39.0℃≤体温≤40.9℃ | 高热 | |
| 体温≥41.0℃ | 超高热 | |

表8-2　退热药物的选择与使用

| 药品 | 试用年龄 | 药物剂量/（毫克·千克⁻¹·次⁻¹） | 单次最大剂量/克 | 起效时间/分钟 | 最短间隔时间/小时 | 24小时最大使用次数/次 | 备注 |
|---|---|---|---|---|---|---|---|
| 对乙酰氨基酚 | ≥2个月 | 10~15 | 0.6 | 30~60 | 4 | <2岁：4<br>≥2岁：5 | 腋温≥38.2℃或因发热导致不适和情绪低落时使用，不建议两种药物联合使用 |
| 布洛芬 | ≥6个月 | 5~10 | 0.4 | 60 | 6 | 4 | |

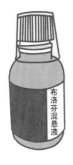
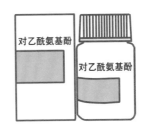

🛡 惊厥。

热性惊厥是儿科常见的急重症。儿童如感染新冠病毒，大多在24小时内出现高热，因体温短时间内急剧升高可能出现惊厥，3岁以下幼儿尤其需要警惕热性惊厥。大部分热性惊厥儿童会在短时间内自行缓解，照护者应保持冷静，掌握紧急处理措施（表8-3）。

表8-3　惊厥的临床表现及处理措施

| 临床表现 | 持续时间 | 紧急处理措施 |
|---|---|---|
| 意识丧失、摔倒 | | ①保持呼吸道通畅：将患儿侧卧，头偏向一侧，清理口腔分泌物或呕吐物；②防止二次损伤：不掐虎口或人中，不将手指塞入患儿口中，不要试图使用约束方法控制抽搐，不要将患儿放置在床边缘；③记录抽搐的时间和表现 |
| 身体僵直、双手握拳、头向后仰 | | |
| 眼球上翻、凝视 | ≤5分钟 | |
| 口吐白沫、牙关紧闭 | | |
| 四肢抽动 | | |

注意：既往有热性惊厥病史的儿童出现发热时应积极降温，建议体温37.8～38.0℃时开始服用退热药物。

## 儿童出现以下情况时，应尽快就诊

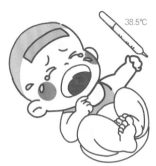

🛡 3月龄以下儿童体温超过38.0℃，3月龄以上儿童体温超过40.0℃或反复高热持续48～72小时仍无改善。

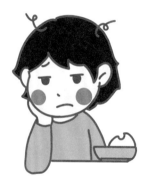

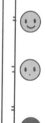

🛡 精神状态、反应、胃口变差（持续性，进行性加重），活力下降，面色改变（苍白或者发绀）。

🛡 出现脱水的症状：口干，眼窝凹陷及前囟凹陷，小便量减少或4～6小时无尿，不能经口摄入足量的液体，婴儿不能进食。

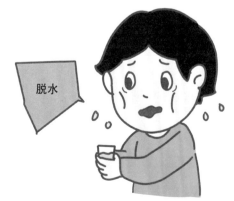

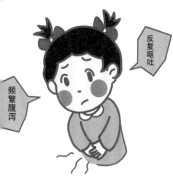

✛ 出现新的症状：呼吸急促、胸痛或胸部有压迫感、剧烈腹痛、持续咳嗽、痰中带血、反复呕吐、频繁腹泻、剧烈头痛、耳痛、惊厥、嗜睡或行为异常、皮肤出现瘀点或瘀斑等。

✛ 有基础疾病：心脏疾病、贫血、免疫缺陷、肺部疾病、代谢性疾病、长期服用激素类药物等。

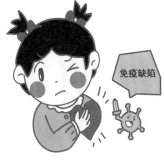

超过5分钟

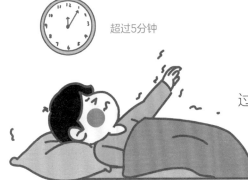

✛ 抽搐持续时间超过5分钟。

## 3 居家应常备哪些药物？

退热药物、马来酸氯苯那敏（扑尔敏）、西替利嗪、口服补液盐、蒙脱石散等，建议线上咨询医生或药师后再服用。

（胡丹丹　韩　英）

# 第九章

## 儿童感染新冠病毒后如何应对

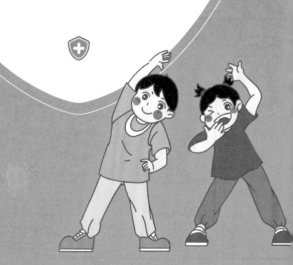

## 儿童感染新冠病毒怎么办？

安：随着新冠病毒的进化，目前新冠病毒奥密克戎变异株致病力已经很弱。最新研究证据表明，儿童新冠病毒奥密克戎变异株感染者多数为轻症或无症状，极少数发展为肺炎或重症。因此，如果孩子感染了新冠病毒，不要恐慌，多数人可以自愈。家长多陪伴和解释，让孩子安心且感到安全，有助于病情恢复。

隔：现在新冠病毒奥密克戎变异株传染性非常强，目前的防疫政策是无症状和轻症感染者建议居家隔离，重症感染者建议去医院治疗。每天检测孩子的临床症状，如果加重则建议网上问诊或去医院就诊。陪护者需一并遵守居家隔离医学观察的管理要求，严格做到不外出。陪护者与感染儿童接触时，处理其污染物及污染物体表面时，应当做好自我防护，穿戴一次性工作帽、医用外科口罩、工作服、一次性手套，与其保持1米以上距离。

治：目前尚无可用于儿童新冠病毒感染的特效药。如果孩子精神状态稳定，家长对症处理、观察病情即可。

 ## 儿童感染新冠病毒会有哪些主要症状？

儿童感染新冠病毒奥密克戎变异株，主要症状是发热，热退后可能出现消化道或者呼吸道症状，如呕吐、腹泻、咳嗽等。

## 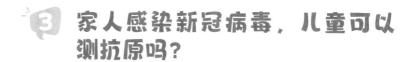❸ 家人感染新冠病毒，儿童可以测抗原吗？

可以。

## ❹ 抗原阳性，但无症状，需要处理吗？

不需要。

## ❺ 儿童感染新冠病毒，一定要去医院就诊吗？

不一定，无症状新冠病毒感染者无需治疗，轻症新冠病毒感染者居家隔离对症治疗，或到互联网医院问诊，广州的三甲医院均已开通互联网医院，可通过微信公众号、小程序等进入相关互联网医院。重症新冠病毒感染者则需去医院就诊。

广州妇儿中心互联网医院

**儿童感染新冠病毒，什么情况下可以居家观察？什么情况需要去医院就诊？**

　　如果儿童精神状态好，无明显不适，可居家观察。如果连续发热超过3天、持续高热、频繁咳嗽或呕吐，甚至出现腹部包块、频繁腹泻、脓血便、尿量减少、呼吸增快、呼吸困难、意识障碍等情况，家长应及时带孩子就医。

 **出现发热如何处理？**

　　< 3月龄：打开包被、解开衣物散热，建议及时就医。

　　> 3月龄：

　　● 退热药：对乙酰氨基酚（蚕豆病慎用）、布洛芬，腋温超过38.2℃、因发热导致不适或情绪低落时服用。

　　● 其他药物处理：可尝试小儿豉翘清热颗粒、连花清瘟颗粒、蒲地蓝消炎口服液等中成药。

　　● 物理降温：①体温上升期（手脚

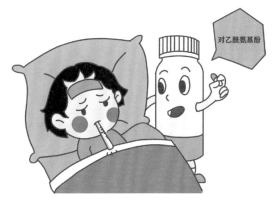

对乙酰氨基酚

凉），用热毛巾捂热手脚；②体温下降期（出汗、手脚热），解开衣物，用温毛巾擦拭腋窝、大腿根、脖子等处。

促进排汗：少量多次喂温开水。

## 8 发热会烧坏脑子吗？怎样才算严重的表现？

不会，脑细胞所能耐受的高温极限为41.7℃。平时所说的"烧坏脑子"，其实是指患有脑炎、脑膜炎等疾病，这些病本身也会有发热的表现。"烧坏脑子"的根源是感染直接或间接对脑实质造成损伤，而不是因为发热导致"脑子烧坏"。

## 9 儿童吃了退热药，依然不退热怎么办？

服用退热药的主要目的，是缓解患儿头痛、肌肉酸痛等不适，不必追求体温降至正常。若持续2天不退热，建议尽快就医。

## 10 儿童反复高热，可以联合使用两种退热药退热吗？

目前可安全用于儿童的退热药有布洛芬、对乙酰氨基酚

68

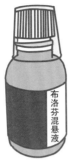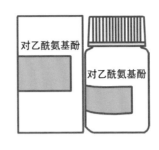

（蚕豆病慎用）两种。强烈建议使用一种退热药，确需交替使用两种退热药时，也要间隔3～4小时或以上。联合使用退热药的药物不良反应发生概率会大大增加，更不能两种退热药一起服用。

 **儿童反复高热，能打退热针吗？**

不能！不合理的用药对身体的伤害更大。

 **除了吃退热药，还有什么方法可以帮助退热？**

中医退热的方法很多，安全可行的方法推荐沐足和药浴。

注意事项：

- ⊕ 水温不可过高，避免烫伤。
- ⊕ 在体温上升期（有明显恶寒寒战）不要使用，可能会加速体温上升，诱发惊厥。

◎ 婴儿泡澡时家长要全程陪护，避免溺水发生。

◎ 泡澡后以微微出汗为最佳，或虽无出汗，但孩子感到舒适亦可。

◎ 如出汗明显，应立即停止。结束后注意避风保暖。

## 13 咳嗽、流涕等呼吸道感染如何处理？

药物：

＜3月龄：不建议自行给药。

＞3月龄：建议在医生指导下，尝试小儿咳喘灵口服液、蛇胆陈皮口服液、氨溴特罗口服液（易坦静）等。

雾化：有条件者给予雾化处理。

护理：可以空心掌拍背，也可使用生理盐水制剂清洗儿童的鼻腔，缓解鼻塞流涕。

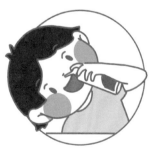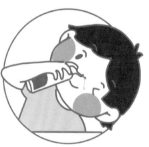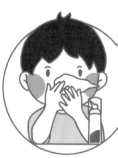

## 14 呕吐、腹泻等胃肠道表现如何处理?

**水**：注意防止脱水，少量多餐喂奶、喂水，必要时补充口服补液盐Ⅲ。

**益**：可适当使用益生菌调节肠道，如枯草杆菌二联活菌颗粒（妈咪爱）、双歧杆菌等。

**便**：必要时用蒙脱石散止泻，小月龄儿童解水样大便次数＞10次/天时可考虑暂时转喂无乳糖奶粉。

**吃**：饮食清淡，忌油腻，可尝试瘦肉粥等。

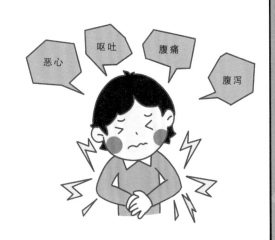

恶心　呕吐　腹痛　腹泻

## 15 什么情况下儿童需立即去医院?

- ＜3月龄儿童出现发热。
- 高热难退或热退后嗜睡、反应差。
- 呼吸急促、鼻翼扇动、嘴唇发白或发紫。

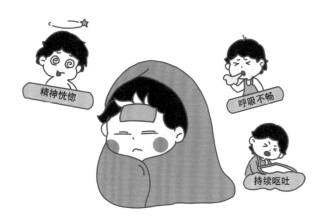

精神恍惚

呼吸不畅

持续呕吐

🛡 抽搐。

🛡 尿少或无尿。

🛡 合并内分泌、免疫、神经肌肉、血液等方面的基础疾病，如：白血病、糖尿病、肾上腺皮质功能不全、免疫缺陷、脊髓性肌萎缩等。

🛡 其他：家属无法评估者。

（郭乐琴　刘祖银）

# 第十章

## 儿童感染新冠病毒后身心康复指引

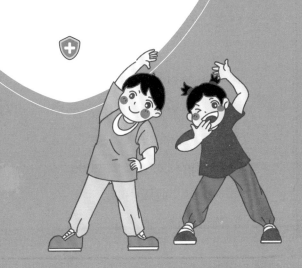

**儿童感染新冠病毒后身心康复常见问题**

问：儿童感染新冠病毒后何时好转？

答：目前尚无可用于儿童新冠病毒感染的特效药。大多数平素体健的患儿可以在家中康复，一般在1周或2周内即可好转。

如果儿童本身存在一些基础疾病，如严重的遗传病或神经系统疾病、先天性心脏病、贫血、肥胖、糖尿病、慢性肾脏病、哮喘和其他肺病、免疫功能低下等，可能会出现较严重的症状甚至需要住院治疗，恢复时间则相对延长。

问：好转的标准有哪些？

答：对于居家康复的儿童来说，症状明显好转或消失（如体温正常超过72小时，咳嗽、鼻塞、流鼻涕等症状减轻）且连续两次（间隔时间超过24小时）核酸检测或抗原检测结果为阴性，则说明孩子体内的病毒已被清除。

问：哪些症状仍有可能持续存在？

答：虽然体内的病毒已被清除，但仍有部分患儿可能会有持续数周以上的症状，包括：

⊕ 精神倦怠或自觉非常疲倦。

⊕ 呼吸快、呼吸困难。

⊕ 胸部不适。

- 咳嗽。

同时，嗅觉或味觉减退、头痛、流鼻涕、关节或肌肉疼痛、睡眠或进食困难、出汗、腹泻等症状也可能会持续数周以上。

另外，年龄较大的儿童可能会持续存在一些心理方面的症状，包括：

- 难以清晰思考、专注或记住事情。

- 抑郁、焦虑或相关疾病，即创伤后应激障碍（PTSD）。

##  儿童感染新冠病毒后不同持续症状的管理方案

### 呼吸管理

如果孩子轻微活动后出现呼吸加快（表10-1）的情况，可先选择横抱或让孩子坐在椅子上或侧躺在床上来缓解，嘱咐孩子用鼻吸气、嘴吐气进行深呼吸，同时安抚其情绪，若仍不

表10-1　不同年龄呼吸快的参考标准

| 年龄 | 呼吸次数/（次·分$^{-1}$） |
| --- | --- |
| <2个月 | ≥60 |
| 2个月≤年龄<12个月 | ≥50 |
| 1岁≤年龄<5岁 | ≥40 |
| ≥5岁 | ≥30 |

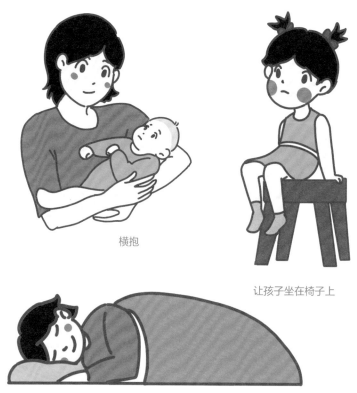

横抱

让孩子坐在椅子上

侧躺在床上

缓解甚至出现呼吸困难、虚弱表现，则需尽快就医。

对于大龄儿童的顽固性咳嗽的康复建议：

◉ 试着用鼻子而不用嘴呼吸。

◉ 试着喝一些低糖的水煮甜食。

◉ 尝试练习"停止咳嗽"法：一旦觉得想要咳嗽，就闭上嘴，用手捂住嘴（闷住咳嗽），同时做吞咽动作，屏住呼吸一小会儿。再次开始呼吸时，用鼻子轻柔地吸气和呼气。

◉ 如果夜间因胃反流而咳嗽，可尝试侧卧或用枕头支撑。

疲劳和体育活动管理

何时恢复体育活动取决于孩子的年龄和病情的严重程度。

⊕ 首先要保证孩子每天的合理膳食和充足睡眠（可参考急性期膳食及睡眠建议指引），减少甚至避免电子产品的使用，根据孩子的年龄和活动水平制订运动恢复计划。

⊕ 有时也需要医生对患儿进行全面的身体检查，以判断其能否安全地恢复体育活动。若医生认为可以，孩子应循序渐进地恢复日常活动。例如，第1天先进行15分钟的轻柔运动，之后逐渐增加运动量。

⊕ 即使孩子能够恢复体育活动，也应密切关注其自身感觉。一旦出现呼吸急促、心跳加快、胸痛、虚弱不适等症状，应立刻停止活动并就医。

疼痛管理

感染新冠病毒后，部分孩子会出现头痛、腹痛、肌肉关节疼痛等症状，严重的甚至会影响其情绪、睡眠、注意力等。

⊕ 对于关节、肌肉或全身疼痛，可以随餐服用对乙酰氨基酚或布洛芬等非处方镇痛药。

⊕ 对于非处方镇痛药治疗无效的疼痛，可根据医生的建议采取其他药物治疗。

⊕ 良好的睡眠有助于减轻疼痛症状。如果疼痛干扰了睡眠，那么选择在睡觉前服用镇痛药可能会有帮助。

⊕ 进行温和有效的亲子活动，帮助孩子调整心态，忍受轻微的疼痛，但不要过度忍痛。

心理及情绪管理

新冠病毒感染以各种方式影响了每个人。许多人生病或逝去，大多数人的生活因此发生了一些变化，有些变化可能是永久性的。这些均可能影响到儿童。

帮助儿童的方式如下：

🛡 您和孩子都接种疫苗。

🛡 确保儿童睡眠充足、饮食健康、体育锻炼适度。

🛡 寻找安全的方式与朋友和亲人相处。

🛡 照顾好自己。

若孩子难以应对当下，出现极度伤心、焦虑等心理变化，可求助于心理医生。

（胡丹丹　郑　爽）

# 第十一章

哺乳期感染新冠病毒时如何喂养宝宝

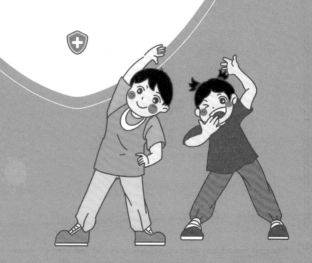

**母亲感染新冠病毒，新冠病毒会通过乳汁感染宝宝吗？**

◎ 新冠病毒可能会通过乳汁传染给宝宝，但目前还没有明确的证据。

**母亲感染新冠病毒，症状轻，还能继续母乳喂养吗？**

◎ 母亲怀疑或确诊新冠病毒感染时，只要母亲身体条件允许，都要鼓励母乳喂养。

◎ 若宝宝未感染，母亲接触宝宝前需佩戴N95或KN95/KF94口罩、做好手部卫生，还需定时清洁和消毒母亲接触过的物品的表面。

◎ 若宝宝和母亲同为怀疑或确诊新冠病毒感染，哺乳、挤奶、奶瓶喂养或身处同室时均无需采取戴口罩等特殊预防措施。

**母亲感染新冠病毒，症状重，还能继续母乳喂养吗？**

◎ 如果母亲难以亲喂，可将母乳吸出，由其他照护者喂养婴儿。在吸取母乳及喂养前，母亲及其他照护者都要戴好口罩、做好手部卫生。

## 4 母亲感染新冠病毒后吃了药，还能继续喂奶吗？

🛡 如果母亲只服用了退热药，建议服药2小时后再喂母乳。

🛡 如果母亲服用了特殊的抗病毒药物，如瑞德昔韦、奈玛特韦、索托韦单抗、莫努匹韦，建议用药期间暂停母乳喂养，停药4天后再行母乳喂养。

## 5 哺乳期母亲可以接种新冠病毒疫苗吗？

🛡 可以，接种疫苗后无需暂停母乳喂养。

## 6 有以下8种情况时不建议母乳喂养。

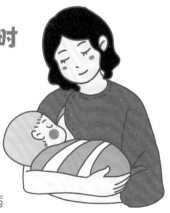

🛡 宝宝怀疑或明确诊断为遗传代谢病，如半乳糖血症，需要特殊饮食。

🛡 母亲患有活动性结核病、HIV病

毒感染。

🛡 母亲正在接受同位素放疗。

🛡 母亲正在接受抗代谢药物及其他化疗药物治疗，或接受其他的可通过乳汁分泌的药物治疗，直至完全清除。

🛡 母亲吸毒、酗酒期间停止母乳喂养，直至完全清除。

🛡 母亲一侧乳房感染单纯性疱疹病毒，另一侧无病毒感染乳房可继续喂养。

🛡 母亲患有严重疾病，如慢性肾炎、恶性肿瘤、精神病、癫痫或心功能不全等。

🛡 母亲为严重精神病患者，如果拒绝哺乳，不能强制，强制母乳喂养可能会给母亲带来精神负担，使其病情恶化，也不利于宝宝的身心健康。

（韦 茹 覃 珊）